MONOGRAPHIE HYDROLOGIQUE

Salins-du-Jura

Ses Eaux minérales bromo-chlorurées-sodiques

fortes et leurs applications thérapeutiques

dans les Maladies des Femmes

et des Enfants

Par le Docteur A. LA COÛTURE

DE LA FACULTÉ DE MÉDECINE DE PARIS

MÉDECIN-CONSULTANT A L'ÉTABLISSEMENT THERMAL DE SALINS

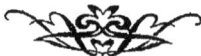

MOULINS

CRÉPIN-LEBLOND, IMPRIMEUR-ÉDITEUR

13, Rue Jean-Jacques-Rousseau

1905

MONOGRAPHIE HYDROLOGIQUE

Salins-du-Jura

Ses Eaux minérales bromo-chlorurées-sodiques

fortes et leurs applications thérapeutiques

dans les Maladies des Femmes

et des Enfants

Par le Docteur A. LA COÛTURE

DE LA FACULTÉ DE MÉDECINE DE PARIS

MÉDECIN-CONSULTANT A L'ÉTABLISSEMENT THERMAL DE SALINS

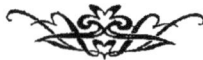

MOULINS

CRÉPIN-LEBLOND, IMPRIMEUR-ÉDITEUR

13, Rue Jean-Jacques-Rousseau

1905

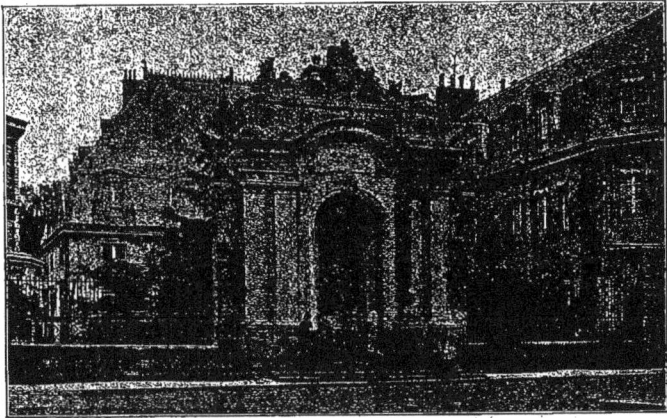

Vue extérieure de l'Etablissement thermal et du Grand Hôtel des bains

PREMIÈRE PARTIE

Salins-du-Jura et ses Thermes

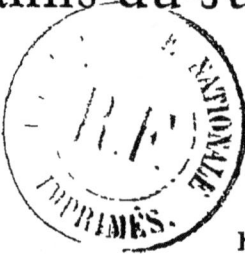

I

HISTORIQUE

La ville et station thermale de Salins-du-Jura, chef-lieu de canton de l'arrondissement de Poligny, à 360 mètres d'altitude, occupe, au milieu d'un site alpestre d'un caractère très pittoresque, une gorge étroite et profonde, dirigée du Nord au Sud, et encaissée entre deux hauteurs escarpées : le mont Belin et le mont Saint-André, que couronnent deux forts aujourd'hui déclassés.

Cette petite ville de 5.000 habitants, dont certains quartiers, d'un cachet ancien très curieux, présentent des vestiges d'architecture espagnole datant de l'occupation de la Franche-Comté, est traversée dans toute sa longueur par la route nationale de Dijon à Pontarlier, formant boulevard, et bordée à l'Ouest par une rivière, torrent impétueux en hiver, la « Furieuse ».

Si la ville de Salins a une histoire, qui déjà a tenté la plume de plus d'un érudit, mais qu'il serait oiseux de rappeler dans une étude purement médicale, il n'en est pas de même de la station. Celle-ci, toute moderne, date de cinquante ans à peine. Un ancien médecin de Salins, le docteur Germain père, attribuait une origine fort ancienne à l'usage thérapeutique des eaux de Salins. Mais cette hypothèse, toute fortuite, ne paraît reposer sur aucune donnée certaine et il n'existe aucun vestige de thermes romains, comme dans tant d'autres stations de notre vieille Gaule (1).

Depuis déjà longtemps, il est vrai, le bon sens populaire des habitants du Jura envoyait, chaque année, à Salins, des lymphatiques, des scrofuléux qui retiraient de l'emploi des eaux-mères provenant des Salines et de l'eau des sources salées elle-même, les plus grands avantages. Plus tard, des analyses montrèrent que ces eaux étaient aussi riches en principes minéraux que celles déjà célèbres de Kreuznach et de Nauheim. C'est alors, en 1858, qu'un homme de bien, M. de Grimaldi, administrateur des Salines, eut l'idée de faire construire des bains. La station thermale était créée, et de populaire, la tradition devint scientifique.

Salins connut alors des jours de splendeur. Les baigneurs affluèrent en grand nombre, attirés tant par la grande renommée de ses Eaux que par le luxe et le confort de son Etablissement thermal, remarquable pour l'époque. Les plus grands noms de France et de l'étranger s'y rencontraient chaque année et l'on se sert à l'Hôtel de l'Etablissement d'un magnifique surtout de table, offert à M. de Grimaldi par une Infante, en signe de reconnaissance.

Depuis plusieurs années, tant à cause de la création de stations analogues plus récentes que de la mode néfaste qui nous pousse à fréquenter à l'Etranger des Eaux souvent bien inférieures aux nôtres, ce mouvement s'est un peu ralenti. Néanmoins, nos Eaux d'une efficacité admirable, véritable type des Eaux bromo-chlorurées-sodiques fortes, bien supérieures en qualités à leurs nombreuses rivales, conservent un certain

---

(1) On a trouvé, sur les bords de la « Furieuse », une baigneuse antique en bronze qui indiquerait qu'on y prenait des bains à l'époque gallo-romaine. C'est en partie sur cette découverte que le docteur Germain base son hypothèse.

nombre de fidèles et l'on peut chaque année noter de nombreuses cures véritablement remarquables..

II

CLIMATOLOGIE

L'application de la climatothérapie à la cure des maladies est une précieuse ressource aussi bien pour les adultes que pour les enfants. Changer de climat, c'est naître à une vie nouvelle. Par climat on doit entendre l'ensemble des conditions météorologiques auxquelles se trouve soumise une localité. Nous allons passer en revue les différents facteurs qui, tout autant que son aspect, ont valu à Salins le surnom de « Préface de la Suisse ».

La température est sans contredit un des facteurs les plus importants du climat. Dans un petit opuscule publié par un de mes confrères locaux, le docteur Compagnon, qui s'est occupé spécialement de météorologie, je puise les renseignements suivants : « La température des mois d'été, seule intéressante pour les baigneurs, peut être établie à l'aide d'observations faites pendant les six dernières années... Soit pour moyenne de juin, 17° 5 ; juillet, 19° ; août, 18° 9 ; septembre, 15° 2. Le mois de juillet est celui des journées les plus chaudes. Sur cette période de six années, la température de 30° n'est atteinte que rarement, dix-huit fois, en dehors de l'année 1904, exceptionnellement chaude, et les températures minima des mêmes journées sont de 17 à 18°. Cette remarquable différence de température rend la chaleur supportable et assure le repos de la nuit. »

La lumière et les pluies sont d'autres facteurs importants du climat, inséparables de la température. La radiation solaire est indispensable aux malades, aux enfants valétudinaires ; elle active le chimisme respiratoire et exerce sur la formation de l'hémoglobine une action spéciale. Son action microbicide est connue. Salins avec sa large avenue aérée et lumineuse, quartier presque exclusivement réservé au logement des baigneurs, son ciel éclatant, est une ville d'Eaux privilégiée sous ce rapport.

La répartition *des pluies* est variable. C'est en août qu'elles sont le plus rares. C'est plutôt par orages et ondées que par périodes prolongées que se font les chutes d'eau. Leur abondance n'offre aucun inconvénient, car la nature du terrain et sa déclivité font disparaître rapidement toute trace d'humidité.

Les vents ont également une grande influence sur la constitution climatique d'une localité. D'une façon générale, on peut dire que les vents modérés présentent seuls des avantages pour les malades. C'est le cas de Salins. Protégée par les montagnes environnantes des grands vents généraux, si agressifs, la ville ne ressent guère, pendant la belle saison, qu'un léger vent local, le « Juran », qui s'élève tous les soirs, donnant de la fraîcheur aux nuits les plus chaudes.

En résumé, Salins offre tous les avantages d'un climat tempéré et d'une altitude moyenne. La pureté de l'air sans cesse renouvelé, la présence de collines de six cents à huit cents mètres, couvertes de sapins où l'on va respirer l'air chargé d'effluves résineux, la qualité des eaux potables qui fait qu'il n'existe jamais ici d'épidémie de fièvre typhoïde, font de notre station un séjour parfaitement sain et éminemment favorable aux divers genres de malades qui viennent y faire une cure.

III

LES SOURCES ET L'ÉTABLISSEMENT *

La ville est assise sur un vaste dépôt de marnes irisées et de gypse keutérien, avec interposition de calcaire dolomitique,

---

* La Société des Eaux a consacré cette année une somme importante à la réfection de son Etablissement thermal, qui se trouve, de ce fait, à la hauteur des exigences modernes.

qui se termine au terrain salifère caché sous les profondeurs du sol. Celui-ci se trouve mis en contact avec la superficie par des fentes dues peut-être à des explosions de gaz.

L'eau pluviale, en s'infiltrant dans les fissures des roches, s'épanche dans le banc de sel gemme qui la minéralise et la ramène au dehors suivant les lois de l'hydraulique (1).

Les sources sont au nombre de huit. Trois d'entre elles, voisines l'une de l'autre, dites du Puits-à-Muire, sortent de la roche dolomitique et se réunissent en une seule, formant la source de l'Etablissement. Sa profondeur est d'environ deux cent cinquante mètres et elle fournit 3.400 hectolitres par vingt-quatre heures. Elle est placée sous l'Etablissement thermal, au pied du mont Saint-André. On y accède par un escalier obscur qui vous conduit à vingt-trois mètres de profondeur dans une vaste chambre souterraine aux voûtes immenses, dont les parois brillent, sous l'éclat des lumières, du reflet des stalactites de sel. C'est là que la source s'échappe de la roche à travers une fissure de dix centimètres de large : le rocher incliné la surplombe et lui sert de lit à la base (2). Une machine hydraulique placée à côté et dont la roue est mise en mouvement par une prise d'eau sur la « Furieuse », élève l'eau minérale et la distribue dans l'Etablissement.

Les autres sources situées dans la Grande Saline servent à l'extraction industrielle du sel. Le résidu de l'évaporation des Salines forme ce que l'on appelle les Eaux-Mères. Une canalisation spéciale conduit ces dernières à l'Etablissement thermal où elles servent aux besoins des baigneurs.

L'Etablissement thermal, fondé en 1858, est parfaitement installé. Il a été constamment agrandi et amélioré. Les cabines de bains, au nombre de soixante (renfermant presque toutes deux baignoires émaillées), les installations de douches générales et locales sont propres et confortables. Mais ce qu'il

---

(1) Durand-Fardel.
(2) Germain père.

présente de plus remarquable, c'est une vaste piscine circulaire en marbre blanc dont la contenance est de 86.000 litres. Elle a douze mètres' de diamètre et une profondeur de un mètre trente, ce qui permet facilement la natation, dont un maître-nageur donne les premiers principes à un grand nombre d'enfants. La température y est maintenue à 30° et l'eau est renouvelée chaque jour. Des heures particulières sont réservées aux deux sexes.

IV

PROPRIÉTES PHYSIQUES ET CHIMIQUES
DES EAUX DE SALINS

L'Eau minérale est limpide, transparente, légèrement verdâtre.
Son débit est de 340.000 litres par vingt-quatre heures.
Au toucher l'eau est douce, onctueuse, légèrement grasse. Elle est absolument *inodore* à sa température normale.
Sa saveur est fortement salée.
Sa densité est de 1,267.
Sa température constante est de 11° 5, prise au griffon.
A ces propriétés physiques, il est bon d'ajouter l'*état électrique* de nos Eaux. Découvert par Scoutteten, qui niait les vertus chimiques des Eaux minérales, pour attribuer à la seule électricité leurs vertus curatives, ce précieux agent qui distingue les bains des sources minérales des bains purement médicamenteux, a été mis en lumière de façon indéniable par le docteur Allot, de Néris, dans un ouvrage expérimental couronné par l'Académie de Médecine. Enfin, il est une propriété tout nouvellement découverte dans les Eaux thermales, principalement dans les Eaux salées, il s'agit de la *radio-activité* de ces Eaux. Il résulte, en effet, d'expériences récentes de MM. Curie et Laborde, que les gaz provenant de ces Eaux possèdent un pouvoir radio-actif appréciable, émettant des rayons analo-

logues aux rayons Rœntgen et en possédant l'action excitatrice générale et analgésiante.

Les Analyses chimiques des Eaux minérales de Salins sont peu nombreuses. Nous nous arrêterons seulement à la plus complète qui est due à Reveil :

Composition du résidu d'un Litre		*Groupement hypothétique des Eléments*	
	Gr.		Gr.
Chlore...................	13.972	Chlorure de Sodium . .	22 745
Soude............	11.217	— de Magnésium	0.870
Chaux	0.583	— de Potassium.	0.256
Potasse......	0.530	Sulfate de Chaux.......	1.416
Magnésie	0.366	— de Potasse......	0.680
Acide sulfurique	1:145	Bromure de Potassium.	0.030
Acide carbonique.......	traces	Iodure de Sodium......	traces
Brome.................	0.020	Carbonate de Chaux ...	traces
Iode.............. ...	traces	— de Magnésie	traces
	27.835		26.000

Eaux-mères. — Nous avons vu plus haut que les Eaux-mères sont le résidu de l'évaporation des Salines où l'on exploite industriellement le chlorure de sodium pour le commerce. Il en résulte, dit Reveil, un liquide fauve, onctueux au toucher, d'une saveur âcre et amère. C'est ce liquide qu'on ajoute aux bains simples pour en augmenter la minéralisation et qu'on emploie en compresses résolutives dans divers genres d'affections que nous énumèrerons plus tard.

Composition du Résidu d'un Litre d'Eau-mère		*Groupement hypothétique des Eléments*	
	Gr.		Gr.
Chlore.........	146.732	Chlorure de Sodium ...	168.040
Soude	100.774	— de Magnésium	60.908
Acide sulfurique	42.513	Sulfate de Potasse.....	65.585
Potasse...............	34.561	— de Soude.......	22.060
Magnésie	25.645	Bromure de Potassium.	2.842
Brome.........	1.907	Iodure de Sodium......	traces
Iode.................	traces	Peroxyde de fer........	traces
Peroxyde de fer.......	traces	Eau par différence	680.564
			1.000.000

*

Sels d'Eaux-mères. — Voici, d'après Reveil, la composition des sels d'Eaux-mères, au moyen desquels, on peut préparer à domicile des bains médicinaux qui par leur composition se rapprochent des Eaux bromo-chlorurées-sodiques fortes.

Mille grammes de Sels d'Eaux-mères renferment

Iodure de Sodium.....	traces	
Bromure de Potassium	6 gr.	675
Sulfate de Potasse........	19	702
— de Soude..........	224	160
Chlorure de Magnésium....	142	526
— de Sodium........	433	386
Matières insolubles.	0	280
Eau par différence........	173	326
	1000 gr.	000

Comme on le voit d'après l'analyse ci-dessus, les Eaux de Salins sont des Eaux bromo-chlorurées-sodiques fortes. Leur teneur élevée en bromure de potassium les rend à peu près uniques parmi leurs rivales. On a souvent comparé l'Eau de Salins à *des bains de mer chauds*. Si cette comparaison peut être juste quant aux résultats obtenus, elle ne l'est plus chimiquement parlant : la teneur en chlorure de sodium et en bromure de potassium étant beaucoup plus élevée dans les Eaux de Salins. *C'est l'action calmante du Bromure de Potassium qui rend possible à Salins la cure chlorurée impossible à la mer pour beaucoup d'enfants nerveux.*

V

MODES D'ADMINISTRATION DES EAUX

L'emploi rationnel des Eaux minérales offre une importance curative si considérable que nous estimons indispensable de consacrer un chapitre spécial à leurs divers modes d'administration. Ceux-ci varient avec le tempérament, la diathèse de chaque malade, et c'est une lourde erreur de croire que le traitement est exactement le même pour tous. Nos Eaux sont extrêmement actives et leur administration doit être dosée et suivie de près par un homme de l'art. Il arrive assez fréquemment que, sur les conseils de personnes absolument étrangères à la médecine, des malades se livrent à l'emploi inconsidéré des Eaux. Cette exagération est la cause d'accidents congestifs ou d'aggravations qu'on n'aurait point à regretter, si la température, la durée, l'addition d'Eaux-mères, des bains, douches ou boissons, eussent été réglées de manière plus scientifique. C'est ainsi que parfois, non seulement on ne constate aucune amélioration dans l'état des malades, mais, au contraire, on note des poussées de péritonite, dans les maladies des femmes par exemple, lorsqu'on n'agit pas avec prudence et circonspection. Nous ne saurions donc trop recommander à nos confrères qui nous adressent des malades de vouloir bien nous renseigner, en même temps, sur le tempérament de ceux-ci, la marche précédente de la maladie, etc.

Les Eaux minérales de Salins s'administrent en boisson, en bains, douches, irrigations, en compresses résolutives.

L'Eau se boit à la température de la source. Ainsi absorbée, elle a une action spéciale sur les organes d'élimination, les reins principalement. Sous cette forme, elle assure l'assimilation évidente des principes minéraux. On masque sa saveur salée par l'addition de sirop de gomme. La dose habituelle est de un à deux verres par jour, qu'on peut donner par doses fractionnées de trente à quarante grammes. Malheureusement, elle provoque assez souvent des phénomènes d'intolérance gastro-intestinale, ce qui a fait abandonner cette méthode par quelques-uns de mes confrères. Néanmoins, je persiste à croire que, chez les arthritiques notamment, son emploi est d'une médication très active et efficace.

D'une façon générale, ici, le traitement est exclusivement un traitement externe.

Suivant leur température, les bains se divisent en bains frais, bains tempérés, bains chauds.

Le bain frais est de 28 à 33°. Il convient surtout aux débilités, aux nerveux et exige, pour lutter contre la perte de calorique de l'organisme, des mouvements généraux de la part des malades. C'est le propre des bains de piscine et on l'ordonne surtout chez les enfants. Sa durée est de vingt minutes en moyenne.

La température la plus habituelle à laquelle on donne les bains à Salins est celle de 35°. Elle constitue la température des *bains tempérés.* Ils ont surtout une influence sédative de la douleur. Bien supportés par les malades, ils ont une durée de trente à quarante minutes.

Les bains chauds sont ceux dont la température varie de 36 à 40°. Ils demandent une grande prudence de la part du médecin et un examen attentif du malade. Ils sont dangereux pour les cardiaques ; par contre, les arthritiques et les rhumatisants s'en trouvent fort bien. Sous leur influence, une sueur abondante couvre le corps et favorise l'élimination des produits de ralentissement de la nutrition. Durée moyenne : une demi-heure.

Les douches s'administrent, à Salins, sous toutes les formes : douches externes en jet, en pluie, écossaises, douches internes vaginales.

Les premières se donnent froides à 12°, tempérées à 35°, chaudes à 40, très chaudes à 42-45°, selon que l'on ait à obtenir des effets stimulants, sédatifs ou révulsifs.

La douche ascendante, appliquée au vagin, agit par sa température élevée, 47 à 50°, en décongestionnant l'utérus et ses annexes, dans les écoulements de la métrite et de la salpingite et les métrorragies du fibrome. Par sa forte minéralisation, elle est antiseptique ; elle tarit rapidement les sécrétions de la muqueuse causées par la flore vaginale et cicatrise les ulcérations du col.

Les douches ascendantes vaginales peuvent se donner soit

isolément sur un fauteuil spécial, soit dans le bain avec l'injecteur ordinaire. On se sert beaucoup, ici, pour remplacer l'injecteur, du spéculum grillagé, qu'on utilise dans le bain. Je suis peu partisan de cette dernière méthode, quand on a affaire à des affections utérines ou annexielles à forme hémorragique. C'est, en effet, la température élevée de l'eau autant que sa minéralisation qui décongestionne un fibrome, une trompe engorgée, un utérus hypertrophié par la métrite. Or, le bain utérin, donné avec le spéculum grillagé, n'est guère qu'à une température moyenne de 35°, alors qu'il est admis que la température décongestionnante par excellence est de 47 à 50°. Au-dessous, il faut craindre des hémorragies récidivantes.

L'eau-mère s'emploie soit pure soit additionnée au bain minéral simple, lorsqu'on veut en obtenir des effets plus énergiques. Une tendance fâcheuse pousse souvent à exagérer l'emploi et la quantité des eaux-mères. En général, il faut entendre qu'elles viennent renforcer l'action résolutive plutôt que l'action reconstituante (1). On les ajoute au bain simple dans la proportion de un à cinquante litres, suivant le tempérament de chaque malade.

L'eau-mère s'emploie pure en compresses résolutives, soit sur l'abdomen, dans les cas de fibromes utérins par exemple, soit directement sur les parties atteintes lorsqu'il s'agit de lésions tuberculeuses. Ces compresses froides ou tièdes, recouvertes de mackintosch, peuvent être facilement conservées en place plusieurs heures, toute la nuit même, sans inconvévient.

Enfin l'eau-mère, additionnée dans là proportion de vingt à cent grammes pour deux litres d'eau simple, se donne en douches nasales, auriculaires ou pharyngées, dans les affections du nez, des oreilles et de la gorge.

Tels sont les différents moyens et les diverses méthodes d'hydrothérapie minérale qui sont mis à la portée des malades et dont l'ensemble constitue la cure thermale.

(1) Durand-Fardel.

VI

ACTION PHYSIOLOGIQUE DES EAUX DE SALINS

La médication hydro-minérale présente un intérêt considérable : les résultats cliniques obtenus sont nets, indéniables. Plus difficile est l'interprétation physiologique de leur mode d'action. Cette action est double à Salins : *elle est stimulante et reconstituante,* elle est *résolutive.* Deux sortes d'agents y concourent : les agents physiques et les agents chimiques.

Nous savons par l'analyse chimique précédente que nos Eaux sont des eaux chlorurées-sodiques fortes. Les eaux-mères contiennent en plus une forte proportion de bromure de potassium.

Quelle est l'action du *chlorure de sodium ?* Elle est d'une importance physiologique considérable. Le chlorure de sodium exerce une action remarquable sur la nutrition : il augmente les échanges azotés et il active le mouvement de désassimilation.

Cette action, depuis longtemps connue en Allemagne, plus récemment étudiée en France au point de vue clinique, a été, de la part de MM. A. Robin et Gauly, l'objet des études physiologiques les plus complètes.

Voici les résultats obtenus par Gauly, qui a fait sur lui-même, à Salins, les expériences que lui a suggérées A. Robin, et les conclusions que tire ce dernier de ces expériences fort intéressantes (1) :

I. — Bain au quart (6 %, de sel) :

a) Il augmente de 3 %, les échanges azotés de l'organisme, et active l'oxydation des déchets azotés de la désassimilation.

b) Il diminue l'échange des matériaux organiques non azotés.

c) Il diminue l'acide urique (1,6 %,).

d) Il augmente l'élimination des chlorures.

(1) A. Robin : *Archives générales d'hydrologie.*

Ce bain sera réservé à ceux qui ont une tendance à maigrir, à ceux qui fabriquent de l'acide urique en excès.

II. — Bain demi-sel :

a) Il augmente de 12 °/$_o$ les échanges azotés et active de 0,9 °/$_o$ l'oxydation des déchets azotés de la désassimilation.

b) Il augmente la formation et l'élimination de l'acide urique, d'où son action probable sur les échanges des tissus conjonctifs, collagènes ou fibreux.

Il est indiqué quand il s'agit d'activer les échanges de ces divers tissus, c'est-à-dire dans les affections ganglionnaires torpides, les manifestations scrofuleuses, les hyperplasies conjonctives.

III. — Bain pur sel :

a) Il active les échanges généraux de l'organisme et spécialement ceux des matières albuminoïdes, dont il accélère aussi l'oxydation, d'où diminution dans la formation de l'acide urique.

b) Il diminue la désassimilation des organes riches en phosphore (os, nerfs).

Ce bain convient aux malades à nutrition languissante, à oxydations retardées, aux affections osseuses, aux rachitiques, à certains anémiques.

Dans le bain, la peau peut être considérée comme une vaste surface nerveuse sur laquelle les solutions salines viennent stimuler, d'une manière variable, les extrémités des nerfs périphériques et, par voie centripète, les centres nerveux, régulateurs de la répartition du sang et de la nutrition élémentaire. Ces mêmes excitations cutanées, d'après Rohrig et Zuntz, accroissent en même temps la consommation d'oxygène. Il y a donc exagération des combustions intra-organiques en général.

Le bromure de potassium contenu dans les eaux-mères, s'il possède une influence moindre que le chlorure de sodium, a néanmoins un rôle sédatif important. Cette action spéciale explique comment les enfants nerveux, qui ne peuvent supporter la mer, se trouvent fort bien de la cure saline de notre station.

- Indépendamment de ces agents chimiques, il ne faut pas oublier les excitants physiques, constitués par la température de l'eau, le choc de la douche, l'électricité constatée sous la présence des sels naturels dissous. Ces deux sortes d'agents, excitants chimiques, excitants physiques, concourent à faire de nos Eaux un faisceau naturel qu'on ne peut disséquer et qui produit les remarquables effets que nous constatons tous les jours.

DEUXIÈME PARTIE

Applications thérapeutiques

Avant de faire l'étude spéciale de chacun des groupes de maladies qui peuvent trouver à Salins une guérison à laquelle a renoncé la thérapeutique ordinaire, il semble qu'on doive établir plusieurs points principaux autour desquels gravitent toutes les inductions thérapeutiques. En thèse générale, une eau minérale n'est point un médicament spécifique, comme le salicylate de soude, le mercure ou la quinine. Ces précieux agents de la matière médicale s'adressent à l'état aigu de certaines maladies, et l'espèce d'infaillibilité dans le résultat qu'ils obtiennent les a fait appeler spécifiques. Les Eaux minérales ne peuvent prétendre à jouer un rôle semblable. Des maladies ayant une origine et une cause toutes différentes aboutissent graduellement à un état général qui n'est plus sous la domination immédiate du principe de la maladie. C'est cet état général lui-même qui est devenu le principal objet de la thérapeutique, c'est contre lui que doivent être dirigés tous les efforts. Là commence le désespoir de la médication pharmaceutique, et les Eaux minérales sont invoquées comme l'*ultima ratio*. Elles sont donc chargées de relever d'abord une constitution délabrée et d'atteindre ensuite dans ses manifestations extérieures le principe morbide qui a causé tous ces ravages. Ce double rôle, dont on comprend facilement la portée, fait saisir toute la valeur

**

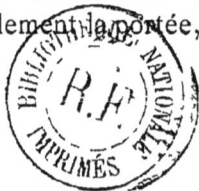

des moyens mis en usage et la valeur intrinsèque des sources elles-mêmes.

Notre intention n'est point d'écrire un traité des affections qu'on soigne à Salins ; ce serait une tâche au-dessus de nos moyens. Nous nous contenterons d'entrer dans le domaine de l'observation, qui est le critérium de toute opinion médicale.

Dans une première partie, nous traiterons des maladies des enfants ; dans la deuxième, des maladies des femmes ; enfin, dans la dernière, des affections communes aux deux sexes et à tous les âges.

I

MALADIES DES ENFANTS

Affections médicales

a) Lymphatisme.
b) Terrain scrofulo-tuberculeux.
c) Anémies :
　　⎰ Chlorose.
　　⎱ Convalescences.
　　⎱ Anémie splénique.
　　⎱ Anémie syphilitique.
　　⎱ Anémie paludéenne.
d) Rachitisme.
e) Système nerveux :
　　⎰ Amyotrophies.
　　⎱ *(Paralysie spinale infantile)*.
　　⎱ Névrites périphériques.
　　⎱ Nevrosisme et surmenage.
f) Arthritisme :
　　⎰ Obésité.
　　⎱ Diabète.

Affections chirurgicales

a) Tuberculoses locales :
　　cutanée.
　　ganglionnaire.
　　osseuse ⎰ Mal de Pott.
　　　　　　⎱ Ostéites.
　　articulaire ⎰ Tumeur blanche
　　　　　　　 ⎱ Coxalgie.
　　des synoviales ⎰ Synovites
　　　　　　　　　⎱ fongueuses.
　　génito-urinaire ⎰ testiculaire,
　　　　　　　　　 ⎨ prostatique.
　　　　　　　　　 ⎩ urinaire.
　　péritonéale, à forme fibro-caséeuse.
b) Déviations du rachis.
　　⎰ Scolioses diverses de l'ado-
　　⎱ lescence.
c) Affections des yeux, du nez, des oreilles et de la gorge.
　　　⎰ Blépharites ciliaires.
　　1 ⎨ Kératites scrofuleuses.
　　　⎩ Kérato-conjonctivites phlyc-
　　　　ténulaires.
　　2 ⎰ Rhinites hypertrophiques et
　　　⎱ atrophiques.
　　3 ⎰ Otites externes et moyennes
　　　⎱ scrofuleuses.
　　4 ⎰ Hypertrophie des amygdales.
　　　⎱ Tumeurs adénoïdes.

CHAPITRE PREMIER

A. — LYMPHATISME

Le lymphatisme est ce tempérament propre aux enfants qui présentent un état particulier de langueur et d'apathie, dont la peau est fine et blanche, dont les chairs sont molles et les yeux tendres. Ce n'est pas encore le scrofuleux aux yeux chassieux, au nez épaté, disposé au coryza et à l'otorrhée, mais c'est bien à deux sujets de la même famille que l'on a affaire, le lymphatisme constituant souvent comme la première étape de la scrofule.

Le lymphatique n'est pas, à proprement parler, un malade, mais il est moins bien armé que d'autres pour la défense, et ses muqueuses et sa peau se laissent facilement envahir par des microbes pyogènes, hôtes habituels de ces surfaces : ce sont des impetigos chroniques localisés au pourtour des orifices muqueux, des eczémas siègeant derrière les oreilles, autour du nez, s'accompagnant d'engorgements ganglionnaires, la cyanose et les engelures des extrémités, les angines catarrhales, la tendance aux adénopathies torpides survenant sous l'influence de la moindre excitation des téguments. Ce qui caractérise le tempérament lymphatique, c'est la coexistence de la plupart de ces affections sur un même sujet et leur évolution spéciale.

Que le lymphatisme soit héréditaire ou acquis par une hygiène défectueuse, on comprend aisément que ce terrain a besoin d'être sérieusement modifié et le sujet mieux armé pour échapper aux infections tuberculeuses ou autres qui le guettent.

C'est à la mer et aux Eaux chlorurées-sodiques que l'on s'adresse pour modifier ce terrain. Combien d'enfants nerveux et éréthiques ne peuvent supporter la mer et à qui la thalassothérapie est nuisible ! Ceux même à qui la mer a bien convenu pendant un certain temps ont besoin de changer de milieu et de climat. Tous ces malades trouvent à Salins une station de choix où s'associent heureusement la balnéothérapie salée et l'aerothérapie d'une altitude moyenne. Là encore, on enverra les lymphatiques torpides à faible réaction, à circulation languissante, ressortissant de la balnéation marine, mais présentant une contre-indication au séjour des plages.

La balnéation chlorurée-sodique étant excitante et reconstituante des tissus azotés est indiquée avant tout dans le lymphatisme et la scrofule. « Elle produit, dit A. Robin, des effets merveilleux que tout médecin a l'occasion de constater. Elle joue un rôle de premier ordre et l'on peut dire, sans être taxé d'exagération, que lorsqu'elle n'est pas décisive, elle a au moins le mérite de préparer et d'achever des guérisons qui n'auraient pas été obtenues sans elle. » « Les Eaux de Salins, dit Durand-Fardel, sont un stimulant spécial du lymphatisme et de la scrofule, supérieur à tout autre genre de médication. »

Sous l'influence de nos Eaux, la nutrition générale est activée, la peau fonctionne régulièrement, les muqueuses se défendent normalement et l'on voit disparaître les adénites simples, symptomatiques du lymphatisme.

B. — TERRAIN SCROFULO-TUBERCULEUX

Depuis les belles expériences de Villemin et la découverte du bacille tuberculeux par Koch, après les inoculations expérimentales sur les animaux et les auto-inoculations reproduisant les mêmes lésions tuberculeuses, il ne saurait rester grand'chose du domaine naguère si vaste de la scrofule. Cette entité morbide a été complètement démembrée, dissociée. On a restitué au lymphatisme, à la tuberculose, à la syphilis ce qui leur appartenait : à l'hérédo-syphilis, ces adénopathies siégeant au cou, à l'aine, revêtant l'aspect de gommes, ressemblant aux adénites naguère qualifiées de scrofuleuses et dont seul le traitement spécifique peut trancher le diagnostic ; à la syphilis encore, ces déformations osseuses dont le tibia de Lannelongue est le type.

Toutes les affections articulaires ou osseuses : arthrites, ostéo-arthrites fongueuses, ostéites, synovites phymateuses doivent être attribuées maintenant à la tuberculose, de même les scro-fulides ulcéreuses, les abcès froids, les adénites, les écrouelles... Que reste-t-il donc à la scrofule proprement dite ? Il lui reste cette disposition particulière, durable, ce trouble permanent de la nutrition qui favorisent le développement et le retour des maladies catarrhales, les inflammations de la peau et des mu-queuses, la création d'un terrain de qualité inférieure favorable à l'infection tuberculeuse. Mais cette limitation entre la scro-fule et la tuberculose est-elle exacte ou purement convention-nelle ? Cette dernière hypothèse nous sourit davantage, et nous sommes convaincu qu'avant longtemps le terme scrofule aura disparu de la nosologie pour faire place à sa dénomination vraie qui est tuberculose. La scrofule n'est, en effet, que de la tuber-culose locale, et la seule chose à conserver du passé c'est que le scrofuleux est un terrain admirablement préparé pour l'éclosion de tous les germes pathogènes, de la tuberculose en particulier.

Toutes les médications dirigées contre la scrofulo-tubercu-lose ont plus ou moins fait faillite. Seules quelques-unes comme l'arsenic et le chlorure de sodium ont victorieusement résisté, et un grand courant d'opinion pousse actuellement les scrofulo-tuberculeux vers les plages et les stations salines. L'action puissamment reconstituante des Eaux de Salins, son action antibacillaire évidente, les effets de l'air tonique et vivi-fiant de la montagne sur la formation de l'hémoglobine du sang, opèrent des modifications profondes et salutaires sur le terrain morbide de la scrofule. Bien maniées, nos Eaux ont une valeur thérapeutique spéciale et inestimable dans la scro-fulo-tuberculose.

C. — ANÉMIES

Les mots anémie et chlorose ne sont pas synonymes. La *chlorose* est une anémie spéciale liée à l'évolution qui frappe plus particulièrement les filles vers l'âge de la puberté, tandis que l'anémie est un symptôme fréquemment observé à toutes les périodes de l'enfance et qui est commun à un grand nombre de maladies. La chlorose, caractérisée par la décoloration des téguments et des muqueuses, est occasionnée par toutes les conditions susceptibles de rompre l'équilibre entre la formation globulaire demeurée normale et la déglobulisation qui est exagérée. Il en résulte une perte d'hémoglobine telle que les globules néoformés sont incapables d'acquérir la taille et la résistance des globules normaux (1). Leur nombre en est considérablement diminué, et de cinq millions tombe à trois millions par centimètre cube.

Un régime approprié, lacté d'abord, puis mixte et enfin normal, le fer, en sont le traitement ordinaire. Le séjour de notre station d'altitude moyenne et l'hydrothérapie bromo-chlorurée en sont des adjuvants précieux et d'autant plus utiles que souvent dans la chlorose il y a un élément nerveux.

En dehors des anémies spéciales (anémie splénique, syphilitique), l'*anémie vulgaire* résulte tantôt d'une hygiène défectueuse, tantôt d'une maladie aiguë ou chronique. C'est ainsi qu'à la période terminale de la coqueluche grave, à la suite de fièvres éruptives sévères comme la scarlatine, dans la convalescence de la diphtérie, de la fièvre typhoïde, on remarque fréquemment une anémie que le séjour des villes ne fait que confirmer et qui s'éternise malgré un bon régime et une médication tonique appropriée. On enverra à Salins plutôt qu'à la mer ces anémiques, surtout s'ils sont arthritiques, nerveux et irritables. De même on nous enverra ces fillettes qui, arrivées à l'âge de la puberté, auront de la peine à être réglées. Ont-elles, au contraire, des pertes exagérées, que le séjour à la mer ne ferait qu'augmenter, c'est encore dans notre station d'altitude moyenne que ces premiers troubles de la vie génitale disparaîtront et que la menstruation s'établira régulière et normale.

(1) Luzet ; *La Chlorose,*

Dans toutes ces sortes d'anémies « l'hydrothérapie froide est la médication tonique par excellence, comme régénératrice des globules sanguins » (1). On constate, en effet, sous son influence, l'augmentation du nombre et de la valeur physiologique des hématies et une augmentation de l'hémoglobine.

Dans l'*anémie syphilitique,* une des meilleures conditions adjuvantes au traitement spécifique est l'hydrothérapie dans notre station thermale : bains chauds ou douches froides selon l'âge et la résistance de l'enfant. C'est un excellent moyen d'activer les fonctions de la peau et dès lors la pénétration du mercure en frictions, et, de plus, l'Eau de Salins par son action anasthénique, reconstituante, relèvera la santé, combattra efficacement la diminution globulaire et activera les mutations nutritives.

Les enfants qui ont la *fièvre intermittente* deviennent rapidement cachectiques, s'ils ne sont soignés de bonne heure. Cette fièvre intermittente est endémique sur un grand nombre de plages. Il faut donc en écarter ce genre d'anémiques, sous peine de voir se renouveler les attaques. C'est aux eaux reconstituantes de Salins qu'il faut recourir pour relever leur organisme affaibli.

Au même titre que les Eaux arsénicables, les Eaux chlorurées-sodiques de Salins sont employées avec succès dans la cure de l'*anémie splénique,* de préférence surtout si elle accompagne le rachitisme.

D. — RACHITISME

Les déformations si caractéristiques du rachitisme, crâniotabes, incurvations des os longs, noûures des extrémités, chapelet costal, etc., déformations qui sont comme la signature de cette dystrophie, traduisent « une anomalie de la nutrition de l'enfant qui produit un accroissement excessif des tissus d'ossi-

(1) Dujardin-Baumetz.

fication avec une calcification insuffisante de ces tissus et qui entraîne, comme conséquences, les déformations passagères ou durables des diverses parties du squelette (1) ».

Je n'entrerai pas dans la discussion pathogénique de cette maladie. L'observation de chaque jour montre que le rachitisme guérit par un régime bien entendu auquel on ajoute les agents hygiéniques sans lesquels la guérison est lente et incomplète.

Le plus puissant de ces agents est l'emploi des Eaux chlorurées-sodiques de Salins. C'est un des triomphes de notre station. A. Robin a démontré, en effet, que les bains salés diminuent la désintégration des organes riches en phosphore. Ils augmentent le coefficient d'oxydation et sollicitent ainsi les mutations nutritives. L'hydrothérapie salée par la stimulation qu'elle imprime à la nutrition, la radiation solaire et l'air ozonisé de notre station de montagne, sont les meilleurs facteurs de la guérison de cette affection si fréquente de l'enfance. Aussi n'est-il pas rare de voir des enfants ne voulant et ne pouvant pas se tenir sur leurs jambes à leur arrivée à Salins, commencer à marcher au bout de dix ou quinze bains, retrouver la gaieté et l'entrain, avec meilleur appétit. Les os de ces enfants se redressent et cela d'autant plus vite que la maladie est plus récente. Les lésions des os autres que les os des membres, sont plus rebelles, mais ils éprouvent néanmoins des modifications heureuses : c'est ainsi que le crâniotabes disparaît graduellement. Le travail de la dentition, généralement retardé, subit une accélération rapide.

Il importe surtout pour le petit rachitique que le régime restaurateur qui doit faire les frais de sa réparation organique soit continué sans relâche, quand précisément on sollicite sa nutrition défectueuse. D'autre part, c'est par un séjour assez prolongé à notre station, et non point en une simple saison de vingt jours, qu'on arrivera à surmonter ce trouble de la nutrition qui produit le rachitisme.

(1) Bouchard.

E. — MALADIES DU SYSTÈME NERVEUX

Dans les paralysies de l'enfance, il faut faire une distinction capitale entre celles qui sont curables et celles qui ne le sont pas. Les premières, qui sont des névrites périphériques dues généralement soit à la diphtérie soit à une autre maladie infectieuse comme la scarlatine, la fièvre typhoïde, etc., ont une tendance naturelle à guérir et nos eaux peuvent pour beaucoup en hâter la guérison.

Quant aux autres qui dépendent d'une lésion organique du cerveau, ou de la moelle, elles sont incurables. Aussi n'est-ce pas une guérison complète que l'on vient chercher dans notre station, mais des améliorations compatibles avec la vie et le relèvement de la santé générale, effets qui sont loin d'être négligeables.

Dans les *amytrophies,* sclérose latérale, atrophie d'Aran-Duchenne, c'est à Salins que les enfants auront le plus de chances d'éprouver ces améliorations constantes. Parmi ces paralysies, je laisse une place spéciale à la poliomyélite antérieure. Chaque année, en effet, un certain nombre de *paralysies infantiles* sont traitées avec succès dans notre station. Les résultats obtenus diffèrent naturellement suivant la période à laquelle on amène le petit paralytique. On sait, en effet, que la paralysie infantile présente quatre phases distinctes. Qu'il me soit permis de les rappeler brièvement. La première phase, dite d'invasion, peut être à début brusque, avec paralysie subite un beau matin au réveil de l'enfant, ou bien à début insidieux et caractérisée alors par des phénomènes infectieux, fièvre, convulsions, etc. Cette première phase est suivie d'une seconde, dite de paralysie complète, cette paralysie frappant d'emblée plusieurs membres et parmi ceux-ci ceux qui doivent l'être irrémédiablement : paraplégie, plus rarement hémiplégie. C'est une paralysie flasque, avec diminution ou abolition des réflexes, sans troubles de la sensibilité ou des sphincters. Ces

***

deux premières phases durent en moyenne trois semaines. La troisième phase est remarquable en ce que la paralysie rétrocède sur plusieurs membres (très rarement sur tous et en ce cas c'est la guérison complète) mais persiste sur un membre qui est soit une jambe, soit un bras, soit un groupe musculaire simplement. Enfin, la dernière phase est celle des lésions définitives, avec atrophie musculaire, raccourcissement du membre, pied bot acquis, troubles trophiques, etc. La paralysie infantile frappe surtout les enfants de deux ou trois ans, mais il y a une forme tardive chez les enfants de dix à quatorze ans (1).

Pendant les deux premières phases de la maladie, il n'y a évidemment rien à tenter contre la paralysie proprement dite, il faut se contenter de lutter contre les phénomènes infectieux. Mais il n'en est plus de même dans les deux périodes qui suivent. Dès la troisième période, on peut aider grandement le travail réparateur de la nature par l'électricité et l'hydrothérapie chlorurée-sodique. Nous connaissons, en effet, l'action du chlorure de sodium sur les organes riches en phosphore, son action diurétique qui élimine les toxines infectieuses. Plus importants encore sont les effets de la révulsion obtenue par le contact du bain salé et le choc de la douche et surtout la stimulation dynamique causée par l'électricité contenue dans nos eaux. Sous ces multiples influences la paralysie rétrocède plus rapidement dans les muscles qui doivent guérir et même la guérison complète peut être obtenue. Dans la quatrième période, dite des lésions définitives, les mêmes agents produisent encore des effets remarquables; on peut, en effet, constater une grande diminution de l'atrophie musculaire, une force musculaire plus considérable, la résistance à la flexion ou à l'extension augmentée, en un mot un ensemble d'améliorations des plus profitables au jeune malade. Si, pendant la cure thermale, on ajoute à l'hydrothérapie le massage et l'électrothérapie on obtient des résultats plus remarquables encore.

(1) Méry : *Leçons cliniques de l'hôpital des Enfants-Malades.*

Les *névrites périphériques,* qu'elles soient infectieuses comme les névrites diphtériques ou typhiques, toxiques ou traumatiques, trouvent dans les Eaux de Salins une stimulation dynamique spéciale qui active le travail de régénérescence des cylindres-axes ainsi que l'évolution de la maladie vers la guérison.

Certaines névroses, comme la neurasthénie profitent également de cette stimulation et de l'hydrothérapie froide, dont les effets curatifs sont connus dans cette maladie. Enfin *le surmenage,* causé chez les jeunes gens par le travail sans cesse plus exigeant de leurs études et qui produit des troubles nerveux qui nécessitent le repos et l'air de la campagne, trouvera dans la cure d'air et l'action reconstituante de nos Eaux un remède asssuré.

F. — ARTHRITISME — OBÉSITÉ — DIABÈTE

Les enfants chez lesquels apparaissent les symptômes de l'arthritisme doivent être traités de bonne heure, s'ils veulent en éviter toutes les conséquences fâcheuses. Ces enfants, issus d'un père goutteux, asthmatique, eczémateux ou obèse et d'une mère atteinte de migraine, de lithiase biliaire, etc., ont, en effet, dès leurs jeunes années, des catarrhes du nez ou des yeux, du faux croup, des laryngites, des bronchites fréquentes, des maux de gorge, etc., tous accidents dus, d'après Bouchard, au retard de la nutrition.

Le rôle du médecin sera de solliciter la nutrition en stimulant l'activité des grands appareils qui sont au service de cette fonction, la plus importante de toutes chez l'enfant qui doit, malgré tous les obstacles, continuer à se développer.

La double action de nos Eaux qui stimulent, d'une part, la nutrition générale et activent, de l'autre, la désassimilation des déchets azotés de cette nutrition, en fait le traitement de choix pour les petits arthritiques. Le climat sec de notre région, la vie au grand air et à lumière, un régime alimentaire où dominent les végétaux, l'hydrothérapie dont l'action sur le système nerveux est un excellent moyen d'augmenter la production d'acide carbonique et, par conséquent, de faciliter les oxyda· tions, sont les divers facteurs de la cure.

L'*obésité* appartient à la diathèse arthritique, ainsi que le prouvent ses relations héréditaires. Cette maladie s'observe de bonne heure chez l'enfant ; elle ne doit pas être traitée par l'indifférence, car elle amène l'impotence et la stérilité et elle est un élément d'aggravation souvent mortel dans les maladies aiguës (1). Deux grandes indications se partagent le traitement hygiénique de cette affection. L'une qui consiste dans une modification convenable du régime alimentaire, l'autre qui est contenue tout entière dans cette formule : accélérer les mutations nutritives. Cette seconde indication trouve son application parfaite dans l'emploi de nos eaux chlorurées-sodiques. Les enfants obèses trouveront à Salins un air chargé d'ozone, une radiation solaire qui activeront la nutrition. Les bains salés, les douches froides, par la stimulation cutanée périphérique, comptent parmi les moyens les plus efficaces dont nous disposons pour activer les mutations nutritives.

Bien que le *diabète* soit rare chez l'enfant il existe néanmoins et il est même très grave, affectant une allure plus rapide que chez l'adulte. Indépendamment du régime alimentaire, il faut encore tabler sur les stimulants physiques du système nerveux, parmi lesquels le climat sec, l'hydrothérapie chlorurée-sodique sont particulièrement indiqués, surtout s'il s'agit d'enfants scrofuleux ou lymphatiques.

Chapitre II

A. — TUBERCULOSES LOCALES

Toutes les tuberculoses qui, sans atteindre les poumons, se cantonnent à la peau, aux ganglions, aux os, aux articulations,

---

(1) Bouchard.

etc., sont des tuberculoses locales. Ces affections, qu'on ratta-
chait autrefois à la scrofule, ont, de par la découverte micros-
copique des cellules géantes et des bacilles de Koch dans leurs
lésions, recouvré leur étiologie véritable. Il s'agit donc bien
en réalité de tuberculose, mais d'une tuberculose pauvre en
bacilles et d'une virulence atténuée. Je passerai successivement
en revue ces diverses affections, tuberculoses cutanée, ganglionnaire, osseuse, articulaire, génitale, qui fournissent chaque
année un contingent considérable de malades à nos Eaux
chlorurées-sodiques fortes.

1. — *Tuberculose cutanée*

La tuberculose cutanée peut siéger dans le derme proprement dit et constitue alors le lupus vulgaire, ou bien se développer sous forme de gommes dans les couches profondes
du derme. De la première forme je ne parlerai point, c'est
surtout aux Eaux sulfureuses et au traitement chirurgical qu'il
faut s'adresser.

La gomme tuberculeuse, dont il sera spécialement question
ici, passe par deux phases successives, la période de crudité et
la période de ramollissement. Petite induration d'abord, mobile
sur les plans profonds, sans coloration de la peau, la gomme,
au bout d'un certain temps, évolue vers le ramollissement, forme
une saillie arrondie, fluctuante, puis la peau devient violacée,
se sphacèle et le pus s'écoule par de petits pertuis aux bords
décollés et amincis. L'abcès froid est constitué, laissant après
lui des cicatrices caractéristiques.

Le diagnostic différentiel d'avec la gomme syphilitique fait
au moyen du traitement spécifique, la gomme tuberculeuse, à
la période de crudité, trouve dans l'emploi des eaux fortement
salées son meilleur traitement, et sa résolution partielle ou
totale est assurée dans un grand nombre de cas. Lorsque le
ramollissement est atteint et la fonte de la gomme accomplie,
c'est encore par la balnéation salée et les compresses d'eaux-

mères qu'il est possible d'éviter les suppurations interminables et d'assurer la guérison rapide. Ainsi traité l'abcès froid ne laisse pas d'autre cicatrice que celles d'un abcès ordinaire. L'état général se trouve, de plus, relevé et si heureusement modifié qu'il ne se produit plus de nouvelles manifestations de la diathèse.

11. — *Tuberculose ganglionnaire*

On sait qu'il existe des adénopathies chroniques simples, dues au lymphatisme, à une infection buccale quelconque, à une stomatite ulcéro-membraneuse par exemple, mais dans la grande généralité des cas, ces adénopathies sont d'origine tuberculeuse. Siégeant au cou, dans l'aisselle, à l'aine, ces adénites peuvent n'affecter qu'un seul ganglion ou bien au contraire former un véritable chapelet de polyadénite.

C'est surtout à la région cervicale, le long de la chaîne carotidienne, qu'on sent un beau jour rouler sous le doigt une petite masse, dure, arrondie, douloureuse, glissant sous la peau. Tantôt cette adénite monoganglionnaire peut évoluer isolément vers la suppuration ou bien l'inflammation peut se communiquer au tissu cellulaire environnant et former ainsi un gâteau de périadénite, tantôt, au contraire, il y a de véritables grappes polyganglionnaires aboutissant ou non à de volumineux paquets polyganglionnaires.

Ces ganglions chroniquement enflammés se ramollissent, il se forme une poche irrégulière, anfractueuse, à parois tuberculogènes, puis la peau s'ulcère et il s'écoule un pus clair, mal lié, de mauvaise nature. Lorsque la suppuration interminable est enfin épuisée, il reste des cicatrices indélébiles d'un aspect disgracieux.

Le traitement chirurgical est souvent inapplicable et c'est par les eaux chlorurées-sodiques fortes, dont elles constituent le triomphe, qu'il faut traiter ce genre d'affections.

L'indication ici en est double : tout d'abord relever l'état général mauvais, modifier le terrain et lui donner la force nécessaire pour empêcher une généralisation pulmonaire, ensuite traiter l'affection locale.

La première partie de ce programme est presque toujours atteinte. La seconde varie suivant la période à laquelle le malade est envoyé aux Eaux.

Dans les cas où il y a des ganglions simplement indurés, sans suppuration, on voit, sous l'influence de la balnéation salée et des compresses d'eaux-mères, l'empâtement du tissu cellulaire qui entoure les ganglions se résoudre et s'effacer peu à peu. Les ganglions eux-mêmes se détachent et apparaissent alors petits, mobiles et ils diminuent à leur tour plus ou moins vite. Ils peuvent disparaître complètement ou rester stationnaires à l'état de noyaux sclerosés.

Les ganglions ramollis, caséeux, se résorbent encore si la peau qui les recouvre n'est pas trop enflammée, sinon ils s'ouvrent spontanément à moins qu'on intervienne par une incision qui évite des cicatrices désobligeantes.

Dans les adénites suppurées, les améliorations et les guérisons sont plus appréciables encore. Si l'abcès a été ouvert chirurgicalement, la marche de la guérison est plus rapide que si l'ouverture s'est faite spontanément. Dans ce dernier cas, on voit les fistules et les clapiers se guérir : l'abcès se vide, se déterge, le foyer se comble, les bourgeons charnus prennent un aspect franchement de bon aloi, les décollements s'emplissent, les parois contractent des adhérences définitives et les fistules elles-mêmes se tarissent d'autant mieux que l'extirpation ou l'évacuation des produits tuberculeux a été plus complète.

Dans les polyadénites, le premier effet est de dissocier les ganglions en amenant la résolution de l'empâtement du tissu cellulaire qui les réunit. Puis la guérison s'achève comme pour les adénites isolées.

La cure doit être assez prolongée pour que le relèvement de l'état général amène la guérison définitive des lésions locales.

III. — *Tuberculose osseuse*

La tuberculose osseuse réunit aujourd'hui toutes les ostéites chroniques connues autrefois sous le nom de caries, d'ostéites scrofuleuses. Sa fréquence chez l'enfant est beaucoup plus grande que chez l'adulte, soit en raison de la résistance moins grande du sujet en voie de croissance soit à cause des traumatismes osseux plus fréquents chez les enfants.

Elle peut frapper indistinctement les petits os des phalanges, spina-ventosa, les os du pied ou de la main, les os longs, les vertèbres comme dans le mal de Pott.

Quand il s'agit des petits os du carpe ou du tarse, il vaut mieux chez l'enfant s'abstenir de toute opération chirurgicale, de tout grattage, qui peut parfois donner un coup de fouet à la maladie et causer une généralisation rapide. C'est aux conditions hygiéniques, à la suralimentation, à la cure chlorurée-sodique qu'il faut s'adresser de préférence pour appliquer le traitement conservateur. On obtient ainsi d'excellents résultats, qui varient suivant la période à laquelle on amène le malade. S'agit-il d'une ostéite au début, avec simple gonflement de l'os et douleur à la pression : l'inflammation s'arrête, l'os diminue de volume, la douleur disparaît. Si le tuberculome est ramolli et l'abcès formé sans être ouvert, on peut encore en obtenir la résorption complète, pourvu que la peau ne soit pas prise. Parfois au contraire, l'eau saline hâte l'ouverture de l'abcès et après une réaction locale plus ou moins vive, l'abcès se vide, la lésion osseuse s'élimine et la guérison est ainsi obtenue. S'il y a un séquestre qui entretient une fistule, ce séquestre, quand il est petit et superficiel, s'élimine spontanément ; si, au contraire, il est volumineux et profond, il faut l'évacuer chirurgicalement, opération qui, jointe à la cure salée, achève heureusement la guérison.

La plus grave des tuberculoses osseuses est, sans contredit, *le mal de Pott*. La raideur du rachis, la douleur à la pression, la gibbosité, les abcès par congestion, enfin la pachyméningite qui amène la compression de la moelle, et les paralysies consécutives en sont les symptômes habituels.

Heureusement, le mal de Pott ne passe point toujours par ces diverses phases et l'on peut en empêcher l'évolution morbide par l'immobilisation prolongée dans le décubitus dorsal, les soins hygiéniques et la cure marine ou chlorurée-sodique qui en sont le traitement de choix. A Salins, si on a soin de respecter l'immobilisation absolue du malade, la balnéation a pour résultat d'amener la guérison sans déformation ni gibbosité, lorsque le mal de Pott est à la première période. Si la gibbosité est acquise et l'abcès formé, sous l'influence des bains salés et de la cure d'air, l'état général se relève rapidement et favorise la résolution définitive de l'abcès. A la fin, quand l'abcès est guéri spontanément où à la suite de ponctions, quand l'ankylose est obtenue, il est encore profitable d'amener le Pottique à Salins, pour éviter des récidives et acquérir le rétablissement de la santé générale.

La cure doit être très prolongée si l'on veut être sûr d'un résultat durable.

IV. — *Tuberculose articulaire*

Une des localisations les plus fréquentes et les plus graves de la tuberculose est dans les articulations. La lésion n'atteint pas seulement la jointure et la synoviale articulaire, elle touche également l'extrémité de l'os, le bulbe, et constitue ainsi l'ostéoarthrite.

Par où commence le processus morbide ? Il est probable que chez l'enfant c'est l'os qui est primitivement atteint. Quoi qu'il en soit, une fois constituée, la maladie forme les tumeurs blanches de la hanche ou coxalgie, du genou, du coup-de-pied, de l'épaule ou scapulalgie, du coude, du poignet, etc. Les symptômes varient naturellement un peu suivant l'articulation atteinte, mais les douleurs intermittentes, la déformation de l'article, les subluxations, les fongosités de la synoviale, l'atrophie musculaire, enfin la suppuration et les abcès en sont les symptômes généraux.

Avant d'en arriver à des opérations chirurgicales graves, telles que la résection ou l'amputation dont certains malades ne pourraient faire les frais, il faut tenter autant que possible le traitement conservateur qui réussit dans un grand nombre de cas. Ce traitement consiste dans l'immobilisation de la jointure, l'hygiène générale et la cure chlorurée-sodique forte. Cette dernière indication, qui donne de si bons résultats quand elle est appliquée à propos, comprend cependant des réserves. C'est surtout dans les tumeurs blanches indolentes, lorsque toute inflammation est passée ou bien lorsqu'il n'y a pas de crainte d'accidents aigus, que le traitement salin fait merveille, quand même il y a des altérations profondes des tissus, des abcès, des fistules. Ces ostéo-arthrites qui pourraient, il est vrai, guérir spontanément après un temps plus ou moins long, trouvent à Salins une guérison plus certaine, plus rapide, plus complète, car l'effet produit sur l'état général prépare le résultat définitif.

Nos Eaux visent donc à une action locale et à une action générale. Cette dernière est constante. Quant à la première, l'amélioration est obtenue, d'après la statistique locale, dans la moitié environ des cas, et la guérison dans un bon tiers, à condition que la cure soit assez prolongée. Les bains, les douches locales, les compresses d'eaux-mères favorisent la résorption des fongosités quand il n'y a pas encore de suppuration. Dans le cas contraire, les irrigations d'eau salée dans les trajets fistuleux tarissent les suppurations et une ankylose met fin à tout.

Certes, on n'a pas toujours ainsi un retour à l'état normal, on ne redresse pas un genou ankylosé, on ne fait pas dissoudre un gros séquestre articulaire, mais alors l'organisme est placé dans les conditions les plus favorables à une heureuse intervention.

Dans *la coxalgie,* les résultats sont variables avec la phase d'évolution de la maladie. Lorsqu'il n'y a pas encore d'abcès, la balnéation calme et atténue les douleurs spontanées ou provoquées par la pression aux lieux d'élection. La contracture des muscles voisins tend à céder, les attitudes vicieuses se corrigent en partie, l'amplitude des mouvements devient plus grande, les ganglions inguinaux diminuent de volume.

Lorsqu'il y a des abcès, sans qu'ils soient encore percés, la résorption n'est pas rare. Enfin, lorsqu'il y a suppuration par des trajets fistuleux, ces derniers se ferment fréquemment après avoir donné davantage au début de la cure.

v. — *Tuberculose génito-urinaire*

La tuberculose génito-urinaire n'est pas rare chez les enfants et surtout chez les adolescents.

Le traitement, dans la tuberculose urinaire, s'adresse surtout à la santé générale qu'il s'agit de relever pour lui permettre de lutter avec avantage contre l'infection locale. A la balnéation salée, aux douches générales qui activent les fonctions de la peau, dont l'effet est de compenser le mauvais fonctionnement du rein ou de la vessie, au traitement local ordinaire, le malade associe la cure d'air dans notre station de montagne et la suralimentation si facile à la campagne.

Dans la tuberculose prostatique ou testiculaire, au traitement général on peut ajouter le traitement thermal local.

Les douches périnéales filiformes, les irrigations d'eaux-mères dans les trajets fistuleux, les compresses salées amènent la résorption des abcès ou bien, après une période d'activité plus grande au début, tarissent la suppuration.

Le relèvement de l'état général, presque toujours constant, empêche la généralisation aux organes voisins et évite une opération dont les suites sont souvent malheureuses.

B. — DÉVIATIONS DU RACHIS

Les déviations du rachis, dont il sera question ici, comportent toutes les déviations qu'on remarque chez les adolescents, spécialement chez les filles, au moment de la puberté et de la croissance.

La croissance rapide, la faiblesse des ligaments qui soutiennent le rachis, la torsion du rachis et surtout les mauvaises attitudes que prennent les enfants pendant leurs travaux de lecture, d'écriture ou de couture, sont la cause de déviations de la colonne vertébrale, parfois fort apparentes et très disgracieuses.

C'est à ces scolioses seules que s'adresse le traitement thermal et non point aux scolioses de compensation qu'on remarque dans certaines affections des membres inférieurs.

Bien souvent ces enfants sont d'anciens rachitiques pour lesquels la cure salée est le traitement de choix.

Aux douches locales, qui ont pour but de donner aux muscles de la région et aux ligaments la tonicité nécessaire, il est bon d'ajouter le massage spécial préconisé par Lannelongue et qui consiste dans le redressement bimanuel et rythmique de la double courbure d'une scoliose, manœuvre qui ne dispense point du port d'un corset spécial, mais qui en active les effets si lents d'ordinaire.

C. — AFFECTIONS SPÉCIALES DES YEUX, DU NEZ DES OREILLES ET DE LA GORGE

1. — Affections des Yeux

La cure thermale de Salins est indiquée, comme adjuvant du traitement local, dans certaines maladies des yeux, blépharites ciliaires, kérato-conjonctivites phlycténulaires et même kératites interstitielles.

« La blépharite ciliaire s'observe chez les enfants lymphatiques et strumeux ; elle coïncide avec l'impetigo de la face, du cuir chevelu, du pourtour des narines et des oreilles, avec engorgements ganglionnaires, enfin avec toutes les manifestations de la tuberculose locale. » Cette phrase du professeur de Lapersonne, extraite de son livre sur les maladies des paupières et des membranes externes de l'œil, fait prévoir l'utilité de la cure thermale. Nous n'avons pas à décrire les variétés de blépharites (simple, hypertrophique et ulcéreuse). Il suffit de rappeler que l'affection s'accompagne de démangeaisons pénibles, même de vives douleurs, qu'elle amène la chute des cils, produit un gonflement du bord palpébral, toujours marqué et parfois si volumineux que Saint-Germain et Valude l'ont comparé avec justesse au gonflement léonin de la lèvre supérieure. Il suffit de rappeler la persistance indéfinie des ulcérations, la possibilité de complications du côté de la cornée — kérato-conjonctivite (Augagneur) — pour montrer que rien n'est à négliger dans le traitement de cette affection pénible, disgracieuse et tenace. Ici, nous citerons encore le professeur de Lapersonne : « Quel que soit le degré de la blépharite, un traitement rationnel sera dirigé contre la cause... Les bains de mer ou même le séjour des plages sont souvent trop irritants ; on obtiendra de meilleurs effets par les Eaux de Salins ou de Salies-de-Béarn. » (Loc. cit., p. 27.)

La kérato-conjonctivite phlycténulaire est caractérisée par la formation sur la cornée, le limbe scléro-cornéal ou la conjonctive, de petites saillies circonscrites, phlyctènes, vésicules ou pustules, entourées par de nombreux et fins vaisseaux. Il s'agit d'une affection très douloureuse, s'accompagnant de photophobie, blépharospasme, larmoiement, d'une affection grave, amenant la production de taies de la cornée et même déterminant parfois la perforation de la cornée et la perte de l'œil.

Quelle que soit l'opinion que l'on professe au sujet de la nature microbienne de l'affection, on ne saurait négliger la notion du terrain lymphatique. Panas ne l'a-t-il pas décrite sous le nom d'ophtalmie scrofuleuse ? Ici encore, de Lapersonne recommande avec l'emploi de l'huile de morue, iode, fer, etc., les Eaux de Salins, et il ajoute : « Les bains de mer, même le séjour au bord de la mer, sont plutôt nuisibles. » (Loc. cit., p. 139.)

La kératite interstitielle, qui est habituellement d'origine hérédo-syphilitique, peut, d'après Panas et ses élèves, s'observer chez tous les cachectisés et en particulier chez les scrofulotuberculeux. Le traitement général est donc très important, et quoique ici le séjour au bord de la mer ne soit contre-indiqué que par l'existence de la photophobie, les bains chlorurés-sodiques semblent préférables.

En résumé, aux traitements locaux des blépharites ciliaires, des kérato-conjonctivites et de quelques kératites interstitielles, il est nécessaire d'ajouter le traitement général par la cure thermale chlorurée-sodique de Salins, qui, en fortifiant le scrofuleux, aidera à la guérison de l'affection oculaire et permettra d'éviter des récidives (1).

11. — *Affections du Nez*

Le coryza chronique affecte deux formes : la rhinite hypertrophique et la rhinite atrophique.

Dans la forme hypertrophique, commune aux lymphatiques, la muqueuse est épaissie, gonflée, la sécrétion est augmentée. Cette inflammation chronique peut amener le rétrécissement et l'oblitération de la trompe d'Eustache, d'où menace de surdité, et causer par irritation de voisinage de la rhino-pharyngite et de l'hypertrophie adénoïdienne.

La forme atrophique est remarquable, au contraire, par l'atrophie extrême des cornets, les croûtes qui les tapissent et l'odeur nauséabonde qu'elles émettent. C'est l'ozène vrai.

Ce qui importe surtout, indépendamment de la thérapeutique spéciale, c'est le traitement de l'état général. Ce sera, en premier lieu, le traitement minéral chloruré-sodique.

(1) Les renseignements ci-dessus m'ont été fournis en partie par mon excellent confrère et ami, le docteur R. Onfray, attaché à la clinique ophtalmologique du professeur de Lapersonne à l'Hôtel-Dieu de Paris.

Les rhinites s'en trouvent heureusement influencées, et on obtient d'excellents résultats, principalement dans la forme hypertrophique. La balnéation, les douches générales et surtout les irrigations nasales d'eau minérale additionnée d'eaux-mères, avec le syphon de Weber, agissent à merveille. La sécrétion redevient normale et la muqueuse reprend progressivement son aspect et son fonctionnement habituels.

III. — *Affections de la Gorge*

L'inflammation chronique de la glande de Luska et des follicules clos du pharynx produit les *végétations adénoïdes,* si fréquentes chez les enfants. Les conséquences de cette affection sont extrêmement nombreuses : l'enfant, obligé de respirer la bouche ouverte, est sujet à des maux de gorge perpétuels, à des bronchites adénoïdiennes. Le catarrhe peut se communiquer à la trompe d'Eustache et à l'oreille moyenne. Des névralgies, l'inaptitude au travail intellectuel, un arrêt dans la croissance et le développement physique sont des méfaits communs chez les adénoïdiens.

Le traitement thermal chloruré-sodique, beaucoup plus que le traitement maritime, convient aux tumeurs adénoïdes, aux granulations pharyngées, aux grosses amygdales, des enfants lymphatiques.

Les gargarismes, les pulvérisations, les irrigations d'eau minérale au syphon de Weber, joints aux douches et aux bains généraux, produisent d'excellents résultats. Bien souvent, le grattage et l'ablation chirurgicale de ces tumeurs sont suivis de récidives ; la cure thermale les prévient. De même la croissance, qui avait été ralentie, est activée et redevient normale.

IV. — *Affections des Oreilles*

C'est dans les otites externes et moyennes, de nature scrofulo-tuberculeuse, que le traitement thermal est particulièrement indiqué. La thérapeutique, ici, vise surtout au relèvement de la santé générale. On donnera donc d'abord des douches et des bains généraux, en ayant soin, dans les otites moyennes avec perforation du tympan, de boucher l'oreille malade avec un tampon pour éviter l'introduction de l'eau minérale qui pourrait causer des congestions locales dangereuses. Ce n'est que sur l'avis du spécialiste traitant et après un examen attentif du malade que, l'on usera des irrigations et des pulvérisations d'eau minérale dans le conduit auditif.

Dans les otites d'origine spécifique, la thérapeutique thermale ne saurait s'adresser à la maladie proprement dite, mais elle a une action efficace incontestable pour relever la santé générale et, par ricochet, pour modifier heureusement l'état local.

D. — THÉRAPEUTIQUE THERMALE DES ENFANTS

La thérapeutique thermale des enfants mérite d'attirer tout spécialement l'attention. A ces êtres, dont l'organisme en voie de croissance est encore imparfait, on ne peut, en effet, appliquer un traitement aussi sévère qu'à des adultes. Il faut donc au médecin un tact spécial, en même temps que la connaissance réelle du tempérament de son petit malade, pour lui ordonner un traitement rationnel qui variera naturellement avec chaque malade. Nous ne donnerons donc ici que des indications générales.

On pourrait, à la vérité, tirer toutes les indications thérapeutiques, pour les enfants qui fréquentent notre station, de cette phrase de Peter : « On doit, dit-il, faire de l'enfant un petit paysan, changer la vie urbaine pour la vie agreste, la vie dans les chambres par la vie dans les champs, la privation du soleil par l'exposition au soleil, les bains chauds par les bains de rivière, le repos par l'activité, les exercices intellectuels par les musculaires, en un mot, vivre de la vie naturelle. »

On donnera donc aux enfants — à moins de contre-indication,

comme, par exemple, chez les rhumatisants, — des bains frais, de 28° à 34°, d'une durée de vingt à trente minutes, selon les cas. On remplacera le bain de lame de la mer par des douches générales, d'abord tièdes pour l'accoutumance, puis froides, aussi courtes que possible, dix à vingt secondes.

Bien entendu, l'eau-mère devra être dosée avec prudence, à moins qu'on ait recours à ses qualités nettement résolutives.

Dans les affections du système nerveux, dans la paralysie infantile par exemple, on devra rigoureusement exclure le bain chaud. Le bain frais, la douche locale à 35°, auxquels on pourra adjoindre le massage et l'électrothérapie artificielle, seront les moyens curatifs applicables à cette catégorie d'affections.

L'enfant devra faire de l'aérothérapie, c'est-à-dire passer ses journées au grand air tonique de la montagne, au soleil, dans l'air saturé d'émanations résineuses du mont Belin. Il abandonnera momentanément tout travail intellectuel pour vivre une vie exclusivement physique et se donner en entier aux jeux, à la promenade, en un mot à la cure de terrain, depuis la marche en terrain plat jusqu'à la marche en montagne si propice au développement musculaire et au jeu de la respiration pulmonaire.

On ne devra point négliger la diététique, car le régime alimentaire apporte aussi sa part contributive à la cure thermale. C'est ainsi qu'aux arthritiques on prescrira un régime de préférence végétarien, aux scrofuleux on recommandera la suralimentation par le lait, les œufs, le beurre, d'une qualité parfaite à Salins, et aux rachitiques des repas réguliers et une alimentation comprenant des phosphates naturels assimilables.

II

MALADIES DES FEMMES

a) { Vaginites.
Métrites chroniques.
Salpingo-ovarites chroniques.
Reliquats d'inflammations périutérines.

b) { Fibromes utérins.

c) { Déviations utérines.

d) { Aménorrhée.
Dysménorrhée.
Leucorrhée.

Les affections gynécologiques forment un contingent considérable parmi la clientèle féminine qui fréquente ordinairement
notre station. Les Eaux bromo-chlorurées sodiques de Salins
ont, en effet, acquis une légitime réputation pour la cure de ce
genre de maladies. C'est qu'en effet elles remplissent admirablement le double rôle qui est le domaine et l'apanage des
Eaux minérales : elles luttent d'abord contre un état local,
dont la chronicité fait le désespoir de la thérapeutique ordinaire, puis encore contre un état général plus déplorable encore
et qu'il s'agit de relever. Qui n'a vu ces malades, atteintes par
exemple de vieille métrite ou de fibrome utérin, pâles, amai-
gries, exsangues, anémiées à l'excès par des pertes blanches ou
des métrorragies continuelles, portant sur leur figure émaciée
ce cachet spécial qu'on a nommé le faciès utérin. Chez ces
malades, l'état général, autant que la lésion locale, a besoin
d'être traité. Faut-il se résoudre à une opération, ces malades
exténuées ne pourraient en faire les frais.

La cure thermale, par son action reconstituante générale et
par ses effets directs sur la lésion qui est l'origine de cette
déchéance physique, est un traitement de choix, donnant des
résultats inespérés, alors que toute autre médication a échoué.

Chapitre Premier

INFLAMMATIONS CHRONIQUES DE L'UTÉRUS ET DE SES ANNEXES

a) La métrite est une inflammation aiguë ou chronique de l'utérus, due à une infection locale presque toujours d'origine gonococcique ou streptococcique.

Nous laisserons de côté la métrite aiguë qui est formellement contre-indiquée à Salins pour ne nous occuper que de la métrite chronique. Cette dernière succède à une métrite aiguë ou peut être chronique d'emblée. L'affection remonte, la plupart du temps, à un accouchement, à une fausse-couche, alors que les soins antiseptiques du post-partum ont été négligés ou mal faits.

Le processus morbide peut s'étendre à la muqueuse seulement de l'utérus et constituer ainsi l'endométrite ou bien gagner tout le parenchyme de l'organe et former ce que l'on appelle la métrite parenchymateuse. Ces deux formes peuvent se limiter soit au col, soit au corps de l'utérus, ou bien envahir l'organe tout entier.

Ainsi constituée, la maladie devient une affection désespérante pour les femmes qui en sont atteintes. Ce sont d'abord des symptômes fonctionnels, tels que la douleur dans le bas-ventre, sur la ligne médiane, douleur souvent exaspérée par la marche et la fatigue, une pesanteur causée par l'utérus hypertrophié comprimant les organes du petit bassin, compression du rectum et constipation, compression des veines iliaques ou des nerfs et crampes douloureuses irradiant dans les membres inférieurs ; ce sont des pertes blanches, blanc d'œuf, filantes, continuelles, augmentant après les périodes menstruelles, qui forcent les malades à se garnir ; ce sont encore des pertes rouges sous forme soit de ménorragies soit de métrorragies. Ces pertes provoquent chez les malades un état anémique particulier.

A ces symptômes fonctionnels s'ajoutent les symptômes physiques : au toucher, le col est tantôt hypertrophié, tantôt ramolli et entr'ouvert et couvert d'ulcérations et de granulations. L'utérus est volumineux, douloureux au toucher bimanuel. Parfois .la muqueuse est tapissée de fongosités remplies de petits vaisseaux de nouvelle formation qui saignent facilement, constituant la variété hémorragique de la métrite.

Les injections chaudes antiseptiques, les cautérisations, les tampons glycérinés, le curetage même ne viennent point à bout facilement de cette affection, chronique par excellence. La cure thermale est le meilleur moyen d'en pallier ou d'en guérir les inconvénients et de relever l'état général toujours précaire chez les utérines. On y arrive aisément par des bains généraux et par des bains utérins au moyen du spéculum grillagé et surtout par des douches vaginales très chaudes dont la température, la durée, la quantité et la pression doivent être soigneusement réglées par le médecin suivant chaque cas. Ces douches ascendantes sont prises dans le bain, ce qui permet à la malade de les prendre à une haute température sans être incommodée.

Les effets résolutifs de l'Eau saline ne se font point attendre : les ulcérations se cicatrisent, l'utérus reprend son volume normal. On voit alors les pertes blanches cesser, les douleurs disparaître, les règles redevenir normales en quantité et en durée. L'action reconstituante de l'Eau agit de son côté et l'état anémique spécial à ce genre de malades disparaît complètement à la fin de la cure.

b) La salpingite et la *salpingo-ovarite* ont les mêmes causes que la métrite. L'infection est remontée jusque dans les trompes, et en cause l'inflammation. Comme pour la métrite, la salpingite, pendant toute la période des accidents aigus, est formellement contre-indiquée à Salins.

Cette affection, beaucoup plus grave que la métrite, tant pour ses complications, qui peuvent aller jusqu'à la rupture d'un piosalpinx et entraîner une péritonite suraiguë, que pour l'opération de l'ovariotomie qu'elle peut nécessiter, est carac-

térisée cliniquement par des douleurs lancinantes dans le bas-
ventre, soit à droite soit à gauche, suivant la trompe malade,
douleurs que ne peut calmer le repos au lit. Des pertes blanches, des hémorragies intermenstruelles pouvant durer plusieurs
jours en sont les caractères ordinaires. L'exploration vaginale
permet de constater dans un des culs-de-sac, généralement
dans le Douglas, une tuméfaction très douloureuse au toucher,
au point que la femme recule sous le doigt explorateur, séparée
de l'utérus par un sillon, souvent enroulée en « queue de porc »
rénittente ou fluctuante. C'est la trompe engorgée que son
propre poids a entraînée dans la partie la plus déclive de son
territoire, dans le cul-de-sac voisin.

Les femmes atteintes de salpingite, anémiées par des pertes
de toutes sortes, exténuées par des douleurs continuelles, présentent fréquemment un véritable état de misère physiologique
qu'il s'agit de relever rapidement, ne serait-ce que pour permettre une opération ultérieure. Là encore, la cure thermale
fait merveille. Prescrites à propos, les Eaux chlorurées-sodiques
de Salins peuvent, par leurs propriétés résolutives et sédatives,
amener la disparition définitive de ces engorgements chroniques
des trompes ou du moins en atténuer tellement les effets et les
phénomènes douloureux qu'ils sont compatibles avec la vie.
Mais prescrites alors que l'état aigu n'est pas encore éteint,
administrées avec trop d'intensité ou chez des femmes qui ne
veulent pas renoncer à leurs plaisirs mondains et respecter le
repos de l'organe, elles peuvent ramener une poussée aiguë et
le traitement se termine par une pelvipéritonite ou une péritonite généralisée (1). C'est donc une arme à deux tranchants
qu'il faut savoir manier avec habileté. Grâce à la prudence du
médecin et à la docilité de la malade, on évitera aisément ces
accidents redoutables.

c) Indépendamment des métrites et des salpingites, il existe
fréquemment, à la suite d'inflammations aiguës de cette région,

(1) Arnozan.

phlegmons périutérins, phlegmons des ligaments larges, des indurations persistantes et douloureuses. Ce sont ces reliquats que l'action résolutive des Eaux salines fait résorber et disparaître complètement.

<h2 style="text-align:center">CHAPITRE II</h2>

<h1 style="text-align:center">FIBROME UTÉRIN</h1>

De toutes les affections gynécologiques, le fibrome utérin est certainement la maladie dans le traitement de laquelle les Eaux de Salins ont acquis la plus légitime notoriété. Il est certain qu'elles modèrent la tendance aux hémorragies, qui sont une des complications les plus redoutables de ces lésions ; qu'elles amènent la décongestion de ces néoplasmes, calment les douleurs qu'ils provoquent et permettent à bien des femmes d'atteindre la ménopause au delà de laquelle ces fibromes cessent généralement d'être dangereux. Plus d'une malade leur doit d'avoir évité une opération périlleuse et d'avoir conservé en entier l'appareil génital, circonstance doublement heureuse au point de vue physiologique et psychique (1).

Le fibrome utérin, qui se présente sous les trois formes classiques, sous-muqueux, interstitiel, sous-péritonéal, est une affection de l'âge adulte dont on ignore les causes que certains auteurs ont voulu lier à l'arthritisme. Il se développe plus rarement après la ménopause, cependant on en remarque une variété qui débute à cette période de la vie génitale de la femme.

Ces tumeurs, qui par elles-mêmes peuvent être classées parmi les tumeurs bénignes, deviennent néanmoins dangereuses par leurs multiples complications. La plus connue est la ménorragie, et ce symptôme est fréquemment un des premiers qui attire l'attention de la malade et éclaire le diagnostic du méde-

(1) Arnozan [Loc. cit.]

cin. Son caractère spécial consiste dans une augmentation de l'hémorragie menstruelle, soit en durée soit en quantité. Telle malade dont le flux catéménial ne durait que quatre jours, le voit progressivement augmenter et durer huit ou quinze jours. Plus rares sont les hémorragies intermenstruelles. Aux ménorragies s'ajoutent des pertes blanches, et cet ensemble symptomatique amène chez les fibromateuses une anémie intense, complication aussi grave que la lésion elle-même et qu'il importe de combattre à tout prix.

Les fibromes peuvent contracter des adhérences par péritonite adhésive ou bien par leur volume causer de la compression des organes voisins, d'où phénomènes douloureux dans l'abdomen, crampes pénibles dans les jambes, œdème des membres inférieurs par compression des veines iliaques. Ils provoquent également des phénomènes réflexes à distance, dyspepsie réflexe, palpitations cardiaques, dyspnée, etc.

Enfin, ils peuvent atteindre un volume considérable, celui d'une grossesse à terme par exemple, et dans ce cas ils rendent les malades lourdes, inaptes à la marche et à tout travail physique.

L'évolution du fibrome utérin est, on ne le sait que trop, très résistante à la thérapeutique commune. Elle est à peu près, sauf l'ablation chirurgicale, exclusivement du ressort de la médecine thermale, et il est certain que, par méconnaissance des effets que l'on en peut obtenir, on est loin d'en tirer le parti qu'elle nous offre. Les Eaux de Salins en sont le véritable traitement spécifique. Mais il faut s'entendre sur la portée de cette action résolutive. Celle-ci ne peut s'exercer en aucune façon sur le tissu fibreux lui-même, c'est-à-dire sur la néoplasie achevée. Mais le travail néoplasique ne s'accomplit pas d'emblée. Il est précédé et préparé par une hyperplasie du tissu conjonctif sur laquelle on a encore de la prise et qui en est le véritable objectif et le seul que puisse avoir un traitement résolutif quelconque. Les tumeurs fibreuses sont enveloppées d'une sorte d'atmosphère d'éléments jeunes, non encore transformés, et dont il est possible d'enrayer ou de retarder l'évolution ultérieure (1).

C'est ainsi que l'on voit journellement à Salins des fibromyomes perdre une partie de leur volume et cesser de s'accroître sous l'influence manifeste du traitement thermal.

Nos Eaux conviennent admirablement aux fibromes à évolution lente, non accompagnés d'hémorragies pouvant devenir rapidement menaçantes. Mais là aussi il faut s'entendre : les fibromes qui produisent des hémorragies moyennes, coupées d'intervalles de répit, sont ceux qui sont le mieux justiciables du traitement hydro-minéral.

Les fibromes développés à l'époque de la ménopause sont aussi justiciables de ce même traitement. La régression de ces tumeurs après la ménopause est, en effet, une évolution fréquente et on comprend qu'on recule avant de soumettre à une opération grave une femme dont l'état pourra s'améliorer simplement par la marche naturelle des choses.

Certains fibromes, trop gros, enclavés, ne pourraient être extraits que malaisément. C'est encore à ces grosses tumeurs, presque inopérables que convient la cure hydro-minérale. Son action se traduit par un apaisement rapide des symptômes de compression et des douleurs, puis par une diminution consécutive de la tumeur dont certaines diminuent d'un bon tiers. L'action décongestionnante des Eaux de Salins sur l'utérus est non moins remarquable et les pertes qui surviennent lors des hémorragies subséquentes se signalent par une abondance beaucoup moindre.

« Les Eaux de Salins, dit Durand-Fardel, ne partagent pas, sous ce rapport, le caractère des chlorurées-sodiques thermales et ne paraissent disposer ni à la congestion ni à l'hémorragie utérine. Faut-il attribuer cette circonstance à la présence des bromures ? Il faut plutôt l'attribuer à la nature même de ces Eaux, à l'absence de gaz acide carbonique et des qualités

---

(1) Durand-Fardel.

indéfinissables qui paraissent s'associer à la thermalité des Eaux profondes. Les Eaux de Salins doivent être considérées comme fournissant aux fibromes utérins une médication résolutive très effective que l'imminence de la métrorragie ne saurait contre-indiquer. »

MM. A. Robin et Dalché considèrent comme contre-indiqué le traitement minéral chez les cardiaques, mais seulement chez ceux en état d'asystolie ou à la période d'hypertension ; mais à la période intermédiaire d'hyposystolie, les bains salés, administrés avec prudence et de courte durée (dix minutes), peuvent au contraire rendre service.

Enfin, il est un point non négligeable dans le traitement du fibro-myome, c'est le relèvement de l'état général. Nombre de malades sont anémiées à l'excès, rendues parfois exsangues par les pertes de toutes sortes. La cure minérale les relève rapidement. Certaines malades qui doivent être opérées et qui ne pourraient faire les frais d'une opération, doivent au préalable relever leur santé précaire par une saison à Salins. Il en est de même pour d'autres qui ont été opérées et qui conservent soit un état de faiblesse générale, soit des douleurs à la moindre fatigue ou promenade en voiture. Une cure à notre station les débarrassera complètement de ces reliquats opératoires.

Il est parfois nécessaire, dans le courant de l'année qui a suivi la saison thermale, de continuer pendant un mois la cure minérale. On le fait aisément à domicile, soit avec de l'eau-mère qu'on fait venir en bonbonnes de Salins même, soit avec des sels d'eaux-mères qu'on fait dissoudre dans de l'eau. On prescrit, dans ce cas, la compresse échauffante. Une serviette est trempée dans l'eau salée froide. On l'applique ensuite sur le ventre à hauteur de la tumeur, on recouvre de deux ou trois couches d'ouate et on coiffe le tout d'une plaque de taffetas gommé. A garder toute la nuit, en commençant l'application par une durée de une ou deux heures seulement.

Chapitre III

ÉVIDATIONS UTÉRINES
AMÉNORRHÉE & DYSMÉNORRHÉE — LEUCORRHÉE

Dans certains états de misère physiologique, alors que les femmes ont beaucoup maigri, il se produit un relâchement des ligaments qui soutiennent l'utérus ; il en résulte alors ce que l'on appelle « l'utérus balochard » qui cause à ces malades des douleurs qui leur rendent toute fatigue impossible. L'action des Eaux, en rendant aux ligaments leur tonicité nécessaire et en relevant l'état général, débarrasse souvent de cette affection. C'est principalement à ce genre de *déviations utérines* que s'adresse le traitement minéral, ou bien encore lorsqu'on a affaire à un utérus hypertrophié qui est entraîné par son poids en anté ou en rétroversion : l'action résolutive directe sur l'organe augmenté de volume, en lui rendant son volume normal, peut encore avoir un effet indirect salutaire sur la déviation et la corriger.

Beaucoup de jeunes filles et même de femmes anémiques sont atteintes d'*aménorrhée*. L'aménorrhée, qui n'est physiologique que pendant la grossesse et la lactation, devient une affection justiciable du traitement minéral dans les autres cas, sauf dans celui de tuberculose pulmonaire. Les bains généraux en luttant contre l'anémie, les douches sur les cuisses, ramènent facilement le flux menstruel chez ces malades.

Parmi les troubles de l'ovulation, la *dysménorrhée* est une affection très fréquente chez les jeunes fille jusqu'à l'époque de la maternité. Le traitement thermal améliore grandement cette affection, surtout si elle s'accompagne d'aménorrhée.

Enfin, les jeunes filles lymphatiques ont souvent des flueurs blanches ou *leucorrhée*. La cure de Salins, par le relèvement de l'état général qu'elle procure, est le traitement de choix de cette affection.

Certain public croit volontiers à la valeur des Eaux de Salins comme fécondantes. Aussi voit-on, chaque année, quelques femmes venir demander à Salins le remède final à leur *stérilité*. Cette assertion est doublée d'un semblant de vérité, par le fait d'un certain nombre de conceptions survenues à la suite d'une cure thermale. La faculté procréatrice des Eaux n'existe pas, comme bien on pense. Il faut chercher l'explication de ce phénomène bien connu dans la seule propriété qu'ont ces eaux d'améliorer ou de guérir les affections utérines, de rendre au milieu son alcalinité nécessaire à la fécondation en tarissant les écoulements qui le rendent acide ; ou bien, en rendant aux ligaments distendus leur élasticité, de faire revenir en position normale un utérus dévié, car c'est cette déviation qui constitue, la plupart du temps, le seul obstacle à la fécondation.

Chapitre IV

THÉRAPEUTIQUE THERMALE GYNÉCOLOGIQUE

J'ai déjà parlé d'une façon générale des modes d'administration des Eaux : y revenir serait oiseux. Je veux néanmoins ajouter quelques mots de la thérapeutique spéciale aux maladies des femmes, car dans la pratique courante on néglige souvent les principes élémentaires d'hydrologie.

Le bain salin est la base du traitement ; il relève l'état général toujours précaire dans ces sortes d'affections. On sait de plus qu'il a une action directe sur les hyperplasies conjonctives ou fibreuses, d'après les expériences de Robin. Sa température variera suivant les cas : bains frais chez les anémiées, les déprimées, les nerveuses ; bains plus chauds chez les arthritiques et les rhumatisantes ; pas de température trop élevée chez les cardiaques.

Dans le cas de tumeurs fibreuses, on a recours à l'addition d'eaux-mères dont les qualités résolutives viennent ainsi renforcer l'action du bain simple. L'eau-mère s'emploie de plus en compresses échauffantes résolutives qu'on met sur l'abdomen pendant plusieurs heures au sortir du bain ou pendant la nuit.

Dans le bain, la malade se sert soit du spéculum grillagé, soit de l'injecteur. Ce dernier a ma préférence pour les raisons que j'ai données plus haut. On doit doser de façon rationnelle la température (on supporte facilement jusqu'à 50° dans le bain), la quantité progressive, l'addition d'eau-mère, la hauteur et la durée de ces injections.

On veillera également à l'hygiène des malades : les plaisirs mondains et les fatigues de toutes sortes sont nuisibles à une cure bien conduite. Enfin la diététique ne sera point négligée, beaucoup de ces malades étant des dyspeptiques.

III

MALADIES
DES ADULTES DES DEUX SEXES

Les maladies des enfants qu'on retrouve chez les adultes sont formellement indiquées pour une cure à Salins. C'est ainsi que les *anémies* de toutes sortes, le *lymphatisme,* les *tuberculoses locales,* la *péritonite tuberculeuse* à forme fibro-caséeuse, trouvent dans l'emploi de nos Eaux la guérison ou une amélioration constante. La *lymphadénie* bénéficie largement de la cure saline ; l'état général est relevé, les glandes diminuent de volume sous l'influence de l'eau-mère.

Bien que les Eaux chlorurées-sodiques thermales soient plus indiquées dans le traitement du rhumatisme, les différentes formes de *rhumatisme chronique* : articulaire, musculaire, nerveux *(sciatique),* se trouvent grandement améliorées par l'action des douches et des bains salins qu'on fait chauffer à 38°.

L'*arthritisme,* l'*obésité,* le *diabète* à la période d'asthénie, retirent de grands bénéfices de l'emploi de nos Eaux dont l'action sur les ralentis est connue. Enfin, dans les *hydarthroses* traumatiques ou rhumatismales, les *entorses* et les *luxations* anciennes, les suites de *fractures,* on obtient à Salins des résultats remarquables.

Contre-Indications

On écartera les affections à caractère inflammatoire aigu, les pyrexies. On éloignera également la tuberculose pulmonaire confirmée, exception faite pour la tuberculose infantile chronique apyrétique avec micropolyadénie. On se gardera d'envoyer à Salins les cancéreux, les cardiaques asystoliques, les hypertendus, les néphrites à œdème, les dermatoses étendues, les entérites.

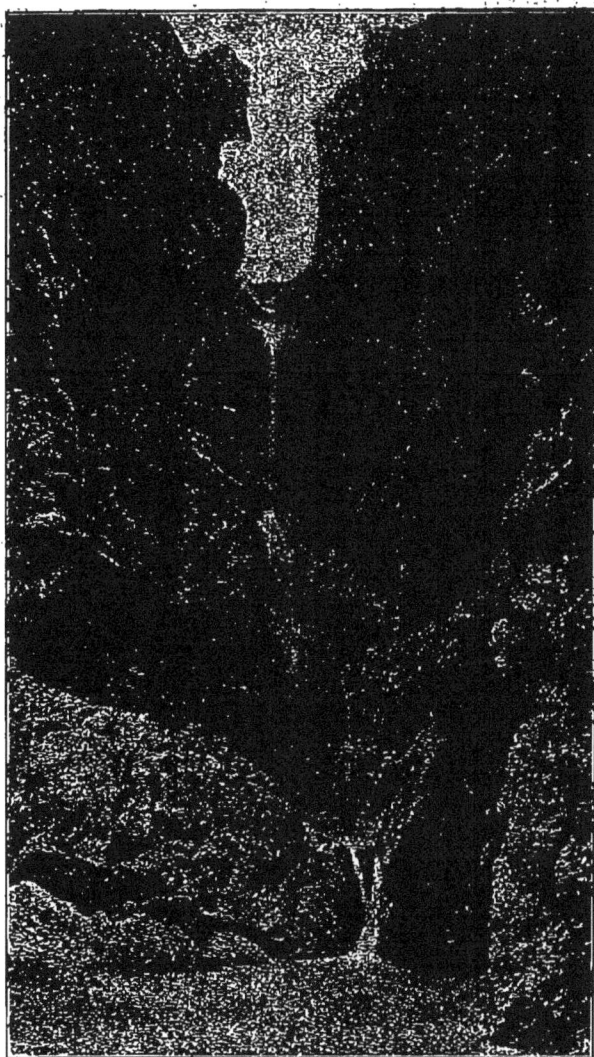

Cascade du Pont-du-Diable

Appendice de Renseignements

Trajet. — Salins est sur la ligne de Paris à Pontarlier, embranchement de Mouchard, à 402 kilomètres de Paris, dont on fait le trajet direct en sept heures, à 204 kil. de Lyon, à 556 kil. de Marseille, à 980 de Bordeaux. Trains de jour et de nuit.

Logements. — Les malades trouvent facilement à se loger dans les hôtels et dans les appartements meublés qui existent en grand nombre. L'Etablissement thermal, situé dans un petit parc, a comme annexe le *Grand Hôtel des Bains*, qui appartient à la Société des Eaux, et qui comprend un grand nombre de chambres aménagées à la moderne, des salons luxueux, des salles de jeux, une table excellente, pour des prix variant de huit à quinze francs, par jour. Un garage d'automobiles y est adjoint avec fosse de réparations. — Tennis, cricket, etc.

Le Casino dépend également de l'Etablissement : un orchestre y fait de la musique deux fois par jour du 25 juin au 1er septembre, avec tournées d'artistes, petits chevaux, bals, cercle.

Il existe d'autres hôtels : les *Messageries*, le *Sauvage*, le *Balcon*, *Maison des Sœurs franciscaines*, etc.

Le pays est riche en approvisionnements de tous genres, légumes et fruits excellents, beurre et lait parfaits ; des marchés ont lieu tous les jours. La vie à Salins est à très bon compte et n'offre aucune difficulté, vu le nombre et la qualité des fournisseurs.

Excursions. — Les *Excursions* sont belles et nombreuses, à faire soit à pied, soit en voiture : les sources du Lison, le Pont du Diable, la Grotte Sarrazine, les ruines de la Châtelaine, la Forêt de Joux, le Val de Prétin, la Cascade de Goailles, le Gour de Couches, l'ascension du Poupet et des nombreuses montagnes boisées qui entourent Salins, etc.

Plusieurs loueurs de voitures mettent à la disposition des baigneurs des voitures à toute heure, des ânes pour enfants.

SAISON

La saison s'ouvre le 1er juin et se termine le 1er octobre. — Réduction des prix en septembre. — La durée de la cure est en moyenne de vingt-cinq jours.

Les Eaux-mères de Salins et les Sels d'Eaux-mères peuvent être exportés et employés avec avantage à domicile. Pour renseignements, s'adresser au Gérant de l'Etablissement, à Salins, ou au siège de la Société, rue Taitbout, 13, à Paris.

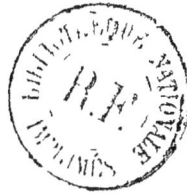

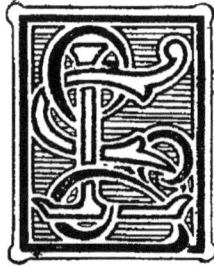